FRIGGITRICE AD ARIA

Il Ricettario per Principianti

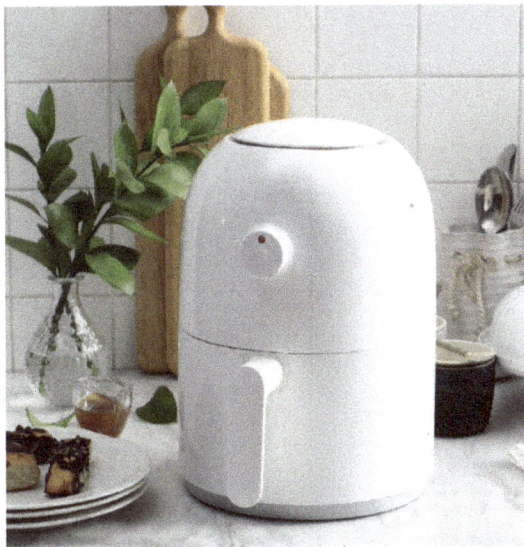

Ricette Facili e Veloci
per Cuocere, Friggere, Grigliare e Arrostire con la tua Air Fryer

Marina Maranza

SOMMARIO

Presentazione 5

Anelli di Cipolla con Pancetta 6

Funghi Filanti Ripieni 8

Mini Tortillas alla Margherita 10

Platani Dorati 12

Patate Fritte Non Unte 14

Bocconcini Filanti con Uova e Pancetta 16

Arrosto di Asparagi e Patate Novelle 18

Piselli da Neve al Limone 20

Pannocchie Dorate 22

Carote Transilvania 24

Pomodorini Secchi 26

Sticks di Carota 28

Fagiolini Panati al Formaggio 30

Orange Sticks 32

Frittelle Vegetariane 34

Chips di Cavolo in Foglie 36

Cavolo Dorato a Spicchi 38

Cavoletti di Bruxelles Limone e Pepe 40

Chips di Barbabietola 42

Crocco Idea di Zucchine 44

Fagiolini aromatizzati al Burro...46

Frittura di Cimette di Broccoli...48

Zucchine farcite 50

Peperoni Shishito Arrostiti..52

Ceci Speziati..54

Polentina Tricolore 56

Gnocchetti di Tofu e Zucca 58

Arancini di Riso Vegetariani..60

Cous Cous Mare e Monti 62

Polpette con Spinaci e Fagioli..64

Medaglioni Tricolore..66

Polpettine Morbide e Succose 68

Uova in Camicia...70

Bocconcini Impanati di Pollo Senza Olio 72

Pane Farcito American Style..74

Sandwich al Tacchino...76

Broccoli filanti in Casseruola 78

Plumcake con Mirtilli Rossi...80

Crostatine Avocado e Ciliegie...82

Muffin alle Carote 84

Presentazione

365 giorni. Questo è il numero di giorni in un anno solare, e in ognuno di essi, si può sfruttare una friggitrice ad aria per cucinare deliziosi piatti, spesso associati al fritto, ma in modo più salutare. Se qualcuno ci avesse detto solo pochi anni fa che avremmo potuto gustare cibo fritto ogni giorno, l'avremmo considerato impensabile. Tuttavia, oggi abbiamo a disposizione una tecnica di cottura rivoluzionaria che ci consente di cucinare in modo sano. La friggitrice ad aria, simile a un forno ma con elementi riscaldanti solo nella parte superiore, è accompagnata da una potente ventola. Grazie a questa combinazione, possiamo cuocere cibi estremamente croccanti in pochissimo tempo e con meno olio rispetto al metodo tradizionale di frittura. La friggitrice ad aria si riscalda rapidamente e cuoce il cibo in modo uniforme, grazie alla fonte di calore focalizzata e alla posizione della ventola. Questo tipo di cottura è generalmente considerato più sano, ma ovviamente il risultato dipende anche dalla scelta degli alimenti che cuciniamo. La caratteristica principale è il basso consumo di olio, tuttavia, sia la quantità di cibo che la qualità degli ingredienti sono fattori importanti da considerare per una dieta equilibrata. Pertanto, è essenziale non esagerare e utilizzare questa innovativa opportunità con intelligenza. La friggitrice ad aria ci permette di gustare cibi deliziosi simili al fritto, risparmiando tempo e riducendo il fastidio della pulizia associata alla frittura tradizionale.

Anelli di Cipolla con Pancetta

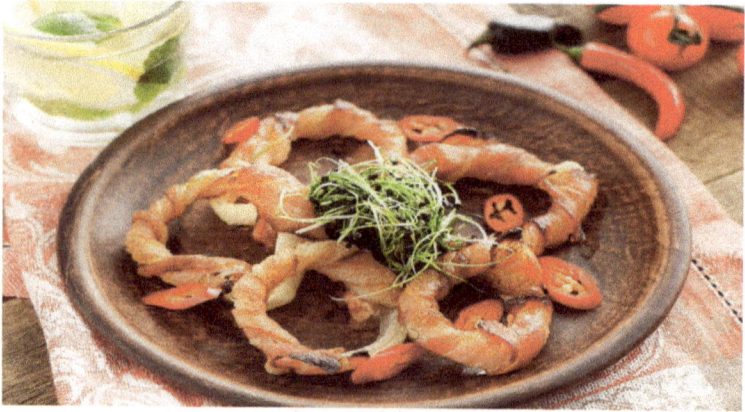

15 minuti – 2 persone

Ingredienti

- n. 2 Cipolle grandi
- 1 hg di Pancetta a fette sottili
- Olio extravergine d'oliva

Preparazione:

01. Iniziare sbucciando le cipolle grandi e tagliarle orizzontalmente, in modo da ottenere anelli di cipolla non troppo sottili. È importante evitare di affettarli troppo sottili poiché rischiano di seccarsi durante la cottura, mentre vogliamo che rimangano morbidi, a

contrasto con la croccantezza della pancetta. Separare gli anelli a coppie.

02. Prendere la pancetta e avvolgerla intorno a due anelli di cipolla, fissandoli insieme con stuzzicadenti.

03. Poiché la pancetta è naturalmente grassa, sarà sufficiente utilizzare solo una piccola quantità di olio per ungere gli anelli. Eseguire questa operazione con le mani, evitando di spruzzare l'olio direttamente nel cassetto della friggitrice ad aria, per evitare di danneggiare il rivestimento.

04. Posizionare gli anelli nel cestino della friggitrice ad aria e impostare la temperatura a 375 °F (190 °C), quindi cuocere per 8-10 minuti.

05. Una volta completata la cottura, verificare che gli anelli siano ben cotti e servirli immediatamente, ben caldi.

Funghi Filanti Ripieni

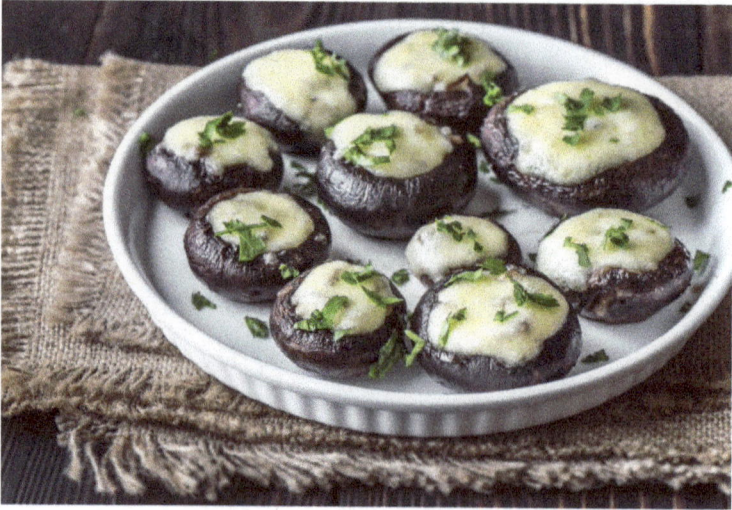

15 minuti – 2 persone

Ingredienti

- n. 12 Funghi Portobello grandi
- Salsa di pomodoro passata
- n.12 Foglioline di basilico
- Mozzarella tagliuzzata

Preparazione

01.   I funghi vanno puliti ma non lavati sotto acqua corrente. È bene utilizzare un fazzoletto bagnato e strofinare leggermente per eliminare le impurità. Se necessario aiutarsi con un

coltello per rimuovere le parti rovinate. Poi asciugarli e iniziare a riempirli.

02.   Sul fondo, mettere la salsa di pomodoro con una fogliolina di basilico. In cima, cospargere con i pezzi di mozzarella stando attenti a ricoprire il fungo senza però esagerare.

03.   Selezionare la temperatura a 380 °F (190 °C). Mettere i funghi nella friggitrice e cuocere per circa 7 minuti.

04.   A cottura ultimata, la mozzarella dovrebbe essere fusa e dorata. Servire ben caldi.

Mini Tortillas alla Margherita

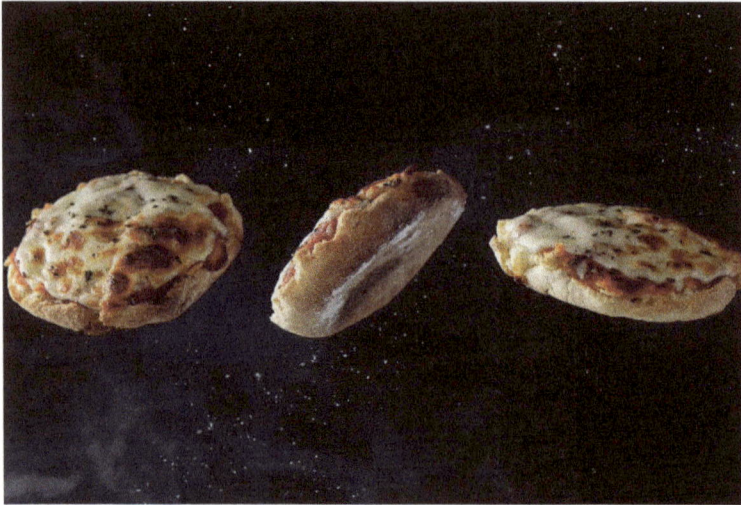

45 minuti – 4 persone

Ingredienti

- Per fare le tortillas:
- 250 g di farina
- 120 ml di acqua tiepida
- 35 g di olio EVO
- 10 g di sale
- pasta per tortillas già pronta
- stampini
- mozzarella tagliuzzata
- salsa di pomodoro
- foglie di basilico

Preparazione

01. Se preferite evitare di utilizzare tortillas precotte, potete preparare la vostra pasta impastando farina, acqua, olio e sale fino a ottenere un composto liscio e compatto, ma non eccessivamente elastico. Lasciate riposare l'impasto a temperatura ambiente per 30 minuti e poi stendetelo per formare dei dischi sottili di circa 1 millimetro di spessore. Regolate le dimensioni in base agli stampini che userete.

02. Rivestite gli stampini con la pasta che avete preparato.

03. Riempite gli stampini nell'ordine seguente: aggiungete un po' di mozzarella, un cucchiaino di salsa di pomodoro, ancora un po' di mozzarella e una foglia di basilico sulla parte superiore.

04. Cuocete gli stampini nella friggitrice ad aria a 350 °F (180 °C) per circa 6 minuti.

05. Controllate il tempo di cottura e, se i vostri stampini non sono ancora cotti a dovere, proseguite la cottura per altri 2 minuti.

06. Servite i vostri stampini ben caldi e gustate questa deliziosa preparazione.

Platani Dorati

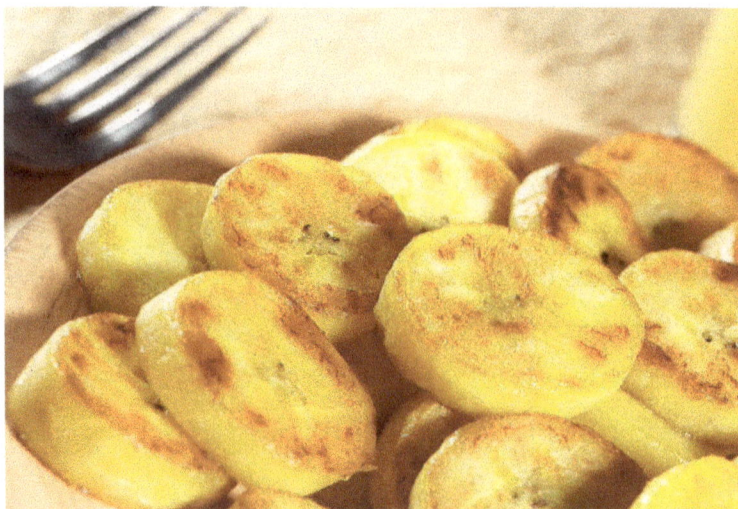

15 minuti – 2 persone

Ingredienti

- n. 2 Platani verdi
- 2 cucchiai di olio EVO
- 1 tazza di acqua ghiacciata
- 1 cucchiaino di sale marino

Preparazione

01.   Iniziate preparando una ciotola con acqua
      ghiacciata e aggiungete un pizzico di sale.

Successivamente, tagliate le estremità dei platani e sbucciateli delicatamente. Tagliateli quindi a rondelle non troppo sottili.

02. Preriscaldate la friggitrice ad aria a 400 °F (200 °C). Mettete le rondelle di platano nel cestello e cuocetele per 5 minuti.

03. Trascorsi i 5 minuti, trasferite le rondelle di platano nella ciotola con acqua fredda. Una volta raffreddate, schiacciate delicatamente le rondelle con il fondo di un bicchiere per ottenere dei tondi di dimensioni più grandi.

04. Spennellate leggermente i tondi di platano con olio extravergine di oliva e riprendete la cottura per altri 5 minuti, mantenendo la stessa temperatura.

05. Controllate la cottura. I platani devono risultare ben croccanti. Se necessario, proseguite la cottura per un altro minuto. Infine, servite i tondi di platano ben caldi e croccanti.

Patate Fritte Non Unte

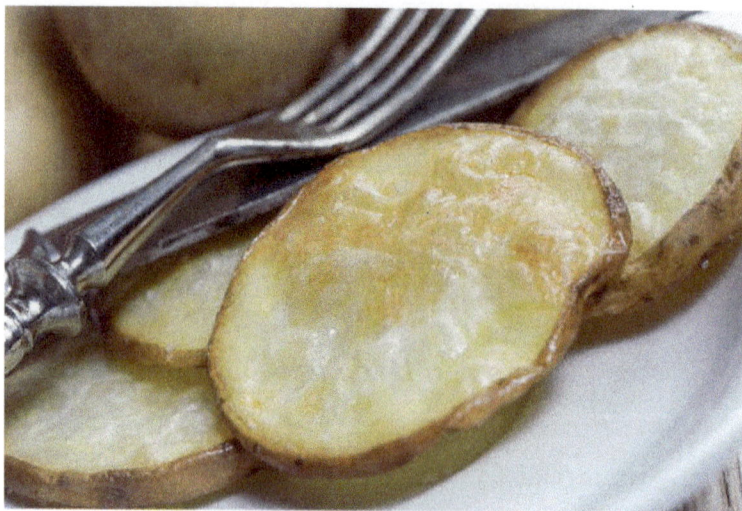

40 minuti – 2 persone

Ingredienti

- n.3 patate medie
- 1 cucchiaino di olio EVO
- Sale
- erbe aromatiche

Preparazione

01. Assicurati di utilizzare patate di dimensioni
     uniformi per garantire un tempo di cottura

uniforme. Non è necessario sbucciare le patate, ma lavale accuratamente sotto acqua corrente, aiutandoti con una spazzola se necessario. Successivamente, asciugale bene.

02. Taglia le patate a rondelle, ottenendo fette con uno spessore di circa 4 millimetri. Ricorda che più saranno sottili, più cuoceranno velocemente.

03. Per ottenere un risultato migliore, metti le patate tagliate in ammollo in acqua fredda per circa 30 minuti.

04. Assicurati che le patate siano ben asciutte e unte uniformemente con un solo cucchiaino di olio extravergine di oliva. Aggiungi poi il sale e le erbe aromatiche tritate per aromatizzarle.

05. Cuoci le patate nella friggitrice ad aria, senza utilizzare carta da forno, impostando la temperatura a 200 °C e cuocendo per 8 minuti. Durante la cottura, mescola le patate un paio di volte, agitando delicatamente il cestello per garantire una cottura uniforme.

Bocconcini Filanti con Uova e Pancetta

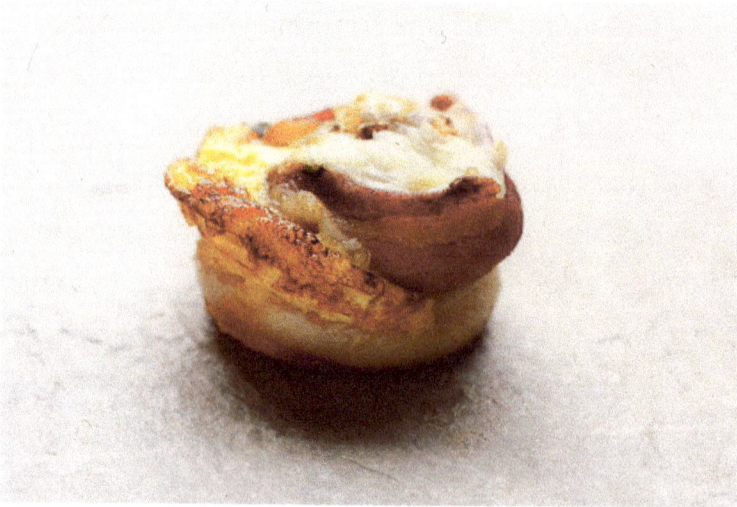

15 minuti – 4 persone

Ingredienti

- n. 6 Uova
- 100 g di latte
- 130 g di formaggio Cheddar tagliuzzato
- Pancetta affettata
- Pirottini

Preparazione

01. In una piccola ciotola, sbatti insieme le uova e il formaggio cheddar fino a ottenere un composto omogeneo.

02. Usa uno spruzzatore di olio d'oliva per spruzzare i pirottini, quindi foderali sul fondo con una striscia di pancetta. Riempili poi per circa 2/3 con il composto di uova e formaggio cheddar.

03. Posiziona un altro piccolo pezzo di pancetta sopra il composto all'interno di ciascun pirottino.

04. Preriscalda la friggitrice ad aria a 320 °F (160 °C) e posiziona i pirottini nel cestello.

05. Cuoci i pirottini per circa 8 minuti e successivamente controlla se l'impasto è completamente cotto. Se risulta ancora troppo morbido, continua a cuocere per qualche minuto aggiuntivo.

Arrosto di Asparagi e Patate Novelle

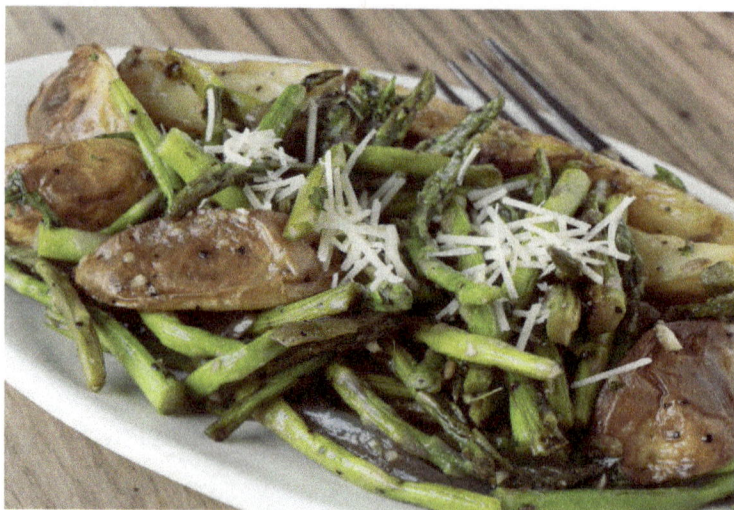

15 minuti – 4 persone

Ingredienti

- 450 g di Asparagi
- 2 gambi di scalogno
- 2/4 patate novelle
- 1 cucchiaino di aneto secco
- 1 cucchiaino si sale
- ½ cucchiaino di pepe nero
- Mozzarella a pezzi sottili

Preparazione

01. Inizia lavando le patate, asciugandole e tagliandole a metà senza sbucciarle. Cuocile a fuoco lento in una pentola d'acqua fino a quando diventano morbide. Scolale e mettile da parte. Taglia gli asparagi a pezzetti, eliminando le estremità dure, e lo scalogno in pezzi almeno 4 volte più piccoli dei pezzi di asparagi.

02. In una piccola ciotola, unisci gli asparagi e gli scalogni, condiscendoli con olio d'oliva e poi mettili nel cestello della friggitrice ad aria. Cuocili per 5 minuti a una temperatura di 350 °F (180 °C).

03. Una volta cotti, trasferisci gli asparagi in una ciotola e aggiungi le patate, gli scalogni, l'olio d'oliva, il sale e le spezie desiderate. Mescola accuratamente tutti gli ingredienti e servili, guarnendo ogni piatto con delle fette sottili di mozzarella.

Piselli da Neve al Limone

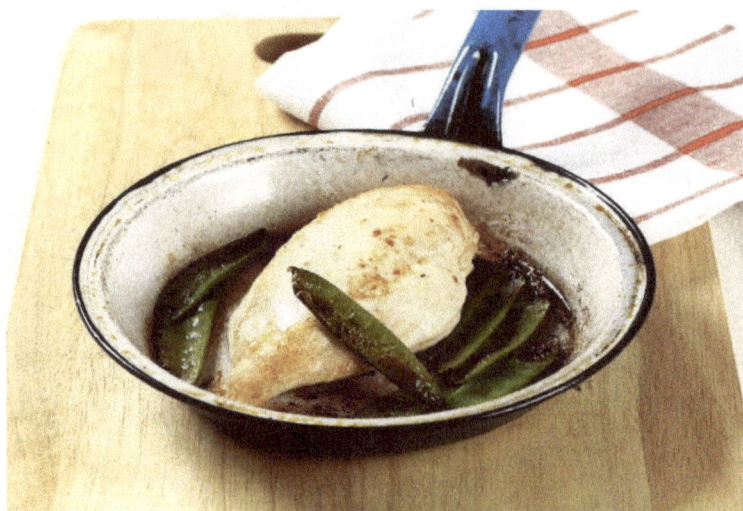

15 minuti – 2 persone

Ingredienti

- 500 g di Piselli da Neve
- 2 cucchiai olio d'oliva
- 1 cucchiaino di succo limone
- 1 cucchiaino di sale
- 1 spicchio di aglio tritato
- 1 fetta di pane tostato

Preparazione

01.   Inizia lavando e asciugando i piselli da neve.

02.   In una ciotola, unisci i piselli, l'olio d'oliva, il succo di limone, il sale e l'aglio tritato finemente. Mescola tutti gli ingredienti per condire i piselli.

03.   Versa i piselli conditi nel cestello della friggitrice ad aria e cuocili per circa 8 minuti a 350 °F (180 °C).

04.   Durante la cottura, scuoti spesso il cestello per garantire una cottura uniforme dei piselli.

05.   Una volta cotti, servi i piselli insieme a delle fette di pane tostato caldo.

06.   Se desideri, puoi mettere le fette di pane tostato nel cestello durante l'ultimo minuto di cottura per riscaldarle e servirle insieme ai piselli.

Pannocchie Dorate

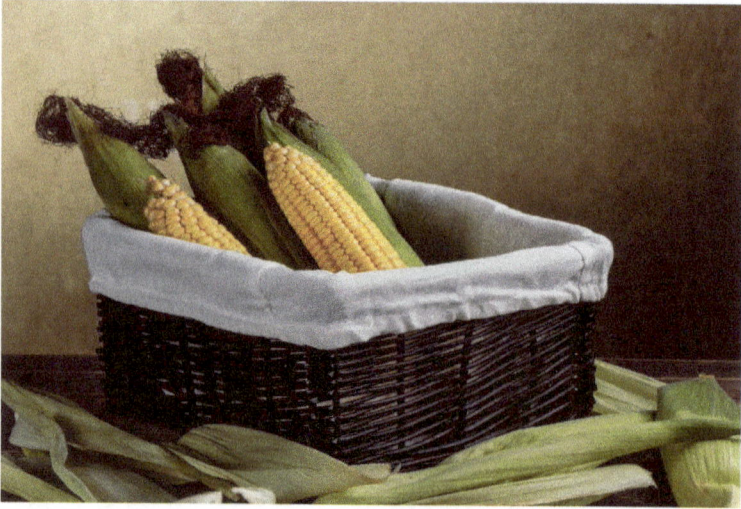

18 minuti – 2 persone

Ingredienti

- n. 2 Pannocchie di Mais
- sale e pepe a piacere
- 1 cucchiaio di Olio EVO

Preparazione

01. Inizia rimuovendo le foglie esterne e poi lavando e asciugando bene le pannocchie di mais.

02. Ungi le pannocchie con un cucchiaio di olio extravergine di oliva e aggiungi 1 cucchiaino di sale e pepe in polvere a piacere, in modo da condire adeguatamente le pannocchie.

03. Pre-riscalda la friggitrice ad aria a 200°C e poi inserisci le pannocchie condite nel cestello. Cuocile per 12-15 minuti, a seconda delle dimensioni delle pannocchie, in modo da ottenere delle pannocchie morbide all'interno e leggermente abbrustolite esternamente.

04. Dopo circa 8 minuti di cottura, rigira le pannocchie nel cestello per garantire una cottura uniforme.

05. Al termine dei 12-15 minuti, verifica lo stato di cottura delle pannocchie. Devono risultare dorate e pronte da gustare.

Carote Transilvania

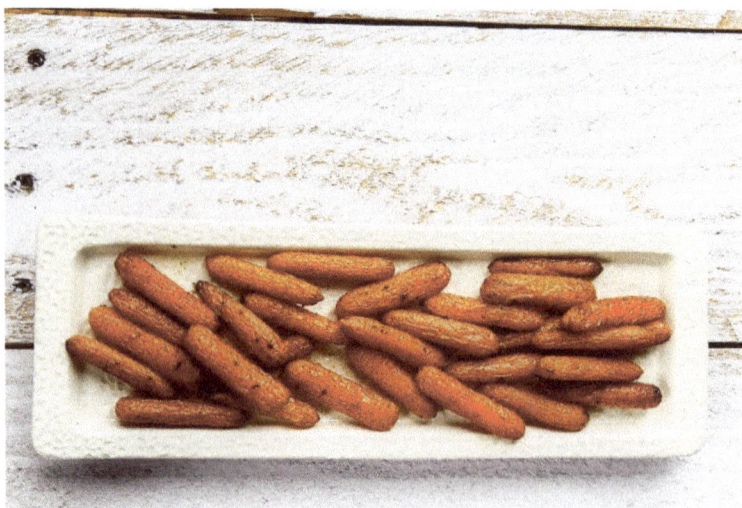

13 minuti – 4 persone

Ingredienti

- 500 g di Carote
- 2 cucchiai di olio EVO
- Sale e pepe a piacere
- 2 cucchiaini di aglio in polvere

Preparazione

01.   Sbucciare le carote e tagliarle in piccoli pezzi.

02. Mettete le carote tagliate in una ciotola e aggiungete l'olio e l'aglio in polvere. Mescolare gli ingredienti e assicurarsi che le carote siano ben rivestite. Terminare con una spolveratina di pepe a piacere.

03. Mettere le carote nel cestello o vassoio della friggitrice ad aria. Preriscaldare a 390 °Fahrenheit (190 °C) e cuocere per circa 10 minuti.

04. Prima di togliere le carote dal cestello, controllare la loro cottura, che dipende dallo spessore delle carote. Se necessario, continuare la cottura per un paio di minuti.

Pomodorini Secchi

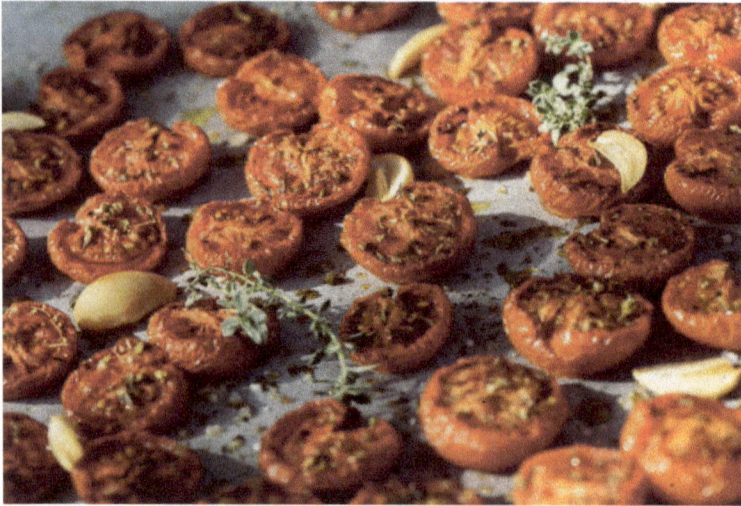

50 minuti – 2 persone

Ingredienti

- 500 g Pomodorini ciliegini
- 3 cucchiai olio EVO
- 1 cucchiaino di sale
- ½ cucchiaino di pepe nero

Preparazione

01.   Cominciate tagliando i pomodorini a metà e poi
        conditeli con olio d'oliva, sale e le spezie che

desiderate utilizzare. Mescolate bene in modo che tutti i pomodorini siano uniformemente conditi.

02. Mettete i pomodorini nel cestello della friggitrice ad aria e cuoceteli per 40-45 minuti a 240 °F (130 °C).

03. Durante la cottura, assicuratevi di scuotere spesso il cestello per garantire una cottura uniforme dei pomodorini.

04. Il tempo di cottura può variare a seconda delle dimensioni dei pomodorini e del loro grado di disidratazione. I pomodorini ciliegini, essendo piccoli, sono consigliati per ridurre il tempo di cottura. Pertanto, questa ricetta richiede una continua presenza e attenzione per controllare la cottura e ottenere i risultati desiderati.

Sticks di Carota

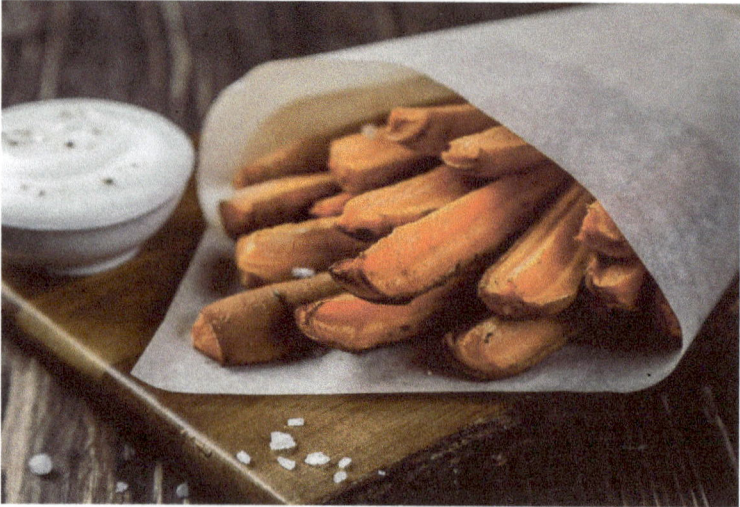

15 minuti – 2 persone

Ingredienti

- n. 4 Carote
- 1 cucchiaio di olio EVO
- ½ cucchiaino aglio in polvere
- sale e pepe a piacere

Preparazione

01.   Preriscalda la friggitrice ad aria a 350 °F (180 °C).

02. Inizia lavando e asciugando le carote. Successivamente, sbucciale e tagliale a lunghi bastoncini.

03. Prendi una ciotola e ungi i bastoncini di carota con olio d'oliva, assicurandoti di ricoprire tutte le carote con l'olio. Aggiungi anche il pepe a piacere per insaporire le carote.

04. Imposta il timer per 5 minuti di cottura. Dopo il primo intervallo, girate le carote per assicurarsi che cuociano uniformemente, e continua la cottura per altri 5 minuti.

05. Dopo 10 minuti totali di cottura, verifica il risultato. Le carote devono essere croccanti all'esterno e morbide all'interno.

06. Una volta cotte, servi le carote ben calde e condiscile con un po' di sale e aglio in polvere per esaltare i sapori.

Fagiolini Panati al Formaggio

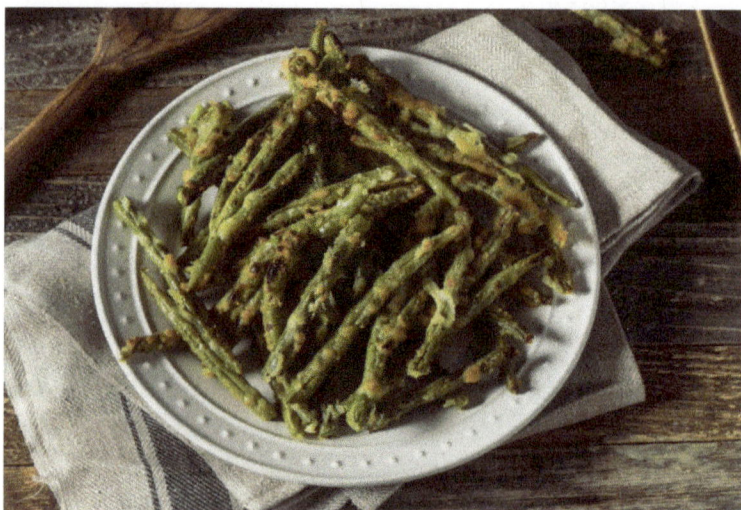

15 minuti – 2 persone

Ingredienti

- 500 g di Fagiolini freschi
- 200 g di pangrattato
- 125 g di parmigiano
- n.2 uova
- 200 g di farina 00

Preparazione

01. Inizia sbattendo le uova in un piatto e aggiungi il parmigiano e un cucchiaio d'acqua. Mescola bene il tutto fino a ottenere un composto omogeneo.

02. Lavare i fagiolini, pulirli e passarli nella farina, assicurandoti di ricoprirli uniformemente.

03. Immergi i fagiolini infarinati nell'uovo sbattuto, assicurandoti di coprire completamente ogni fagiolino con il composto di uova.

04. Successivamente, passa i fagiolini nell pangrattato, in modo che siano completamente impanati.

05. Metti i fagiolini impanati nel cestello della friggitrice ad aria e spruzza con olio extravergine di oliva.

06. Imposta la temperatura della friggitrice ad aria a 390 °F (200 °C) e cuoci i fagiolini per 3 minuti.

07. Dopo i primi 3 minuti, scuoti bene il cestello per rigirare i fagiolini e, se necessario, fai una seconda spruzzata di olio extravergine di oliva. Prosegui la cottura per altri 2 minuti.

08. Controlla il grado di cottura dei fagiolini, devono risultare dorati e croccanti. Una volta cotti, servi i fagiolini e gustali come snack o contorno.

Orange Sticks

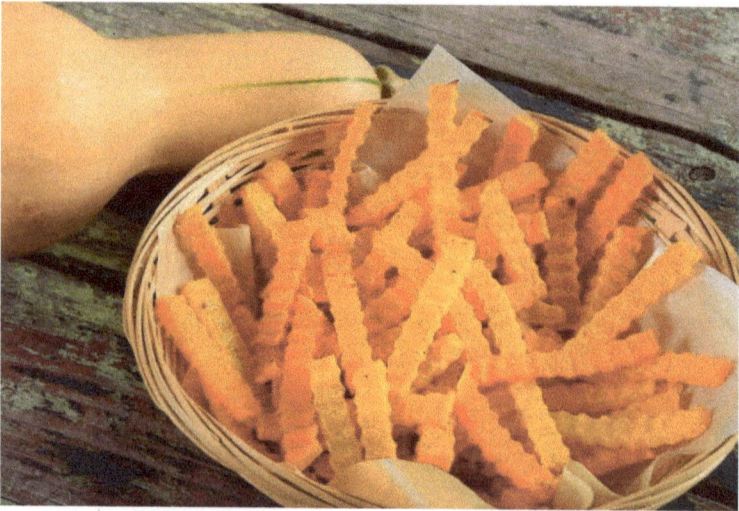

25 minuti – 2 persone

Ingredienti

- 500 g di Zucca
- 2-3 cucchiai di olio EVO
- 1 cucchiaino aglio in polvere
- 1 cucchiaino di prezzemolo
- Sale e pepe a piacere

Preparazione

01.   Preriscaldare la friggitrice ad aria a 200 °C.

02. Lavare la zucca e pulirla rimuovendo la buccia e togliendo i semi e i filamenti. Quindi tagliare la polpa a bastoncini non troppo grandi ma nemmeno troppo sottili.

03. Usando una ciotola, ungere i bastoncini di zucca con olio d'oliva e mescolare per ricoprirli tutti, aggiungendo il pepe (a piacere) e il prezzemolo.

04. Cuocere nella friggitrice ad aria calda a 200° per 10 minuti, o fino a doratura.

05. Verificare i tempi di cottura che dipendono dallo spessore dei bastoncini

06. Una volta terminata la cottura aggiungere sale e aglio in polvere a piacere.

Frittelle Vegetariane

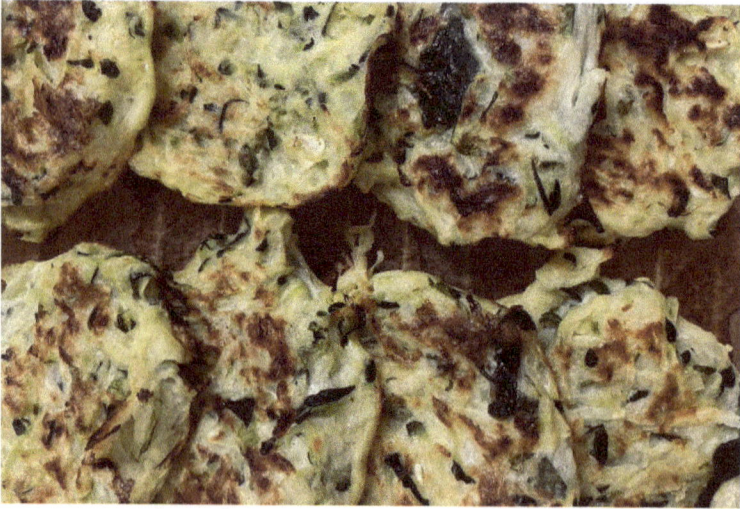

35 minuti – 4 persone

Ingredienti

- 500 g di finocchi crudi
- 50 g di farina di piselli
- 20 g farina di semi di lino
- Sale q.b.
- pepe bianco
- rosmarino essiccato

Preparazione

01. Lava e taglia i finocchi a pezzetti e poi tritali grossolanamente.

01. Versa i finocchi in una ciotola, aggiungi farina di piselli, farina di semi di lino, sale e aromatizza a piacere con pepe e rosmarino. Amalgama bene e fai raffreddare in frigo per 30 minuti.

02. Trascorsi i 30 minuti fare delle frittelle grossolane su carta da forno e spruzzare sulla superficie olio EVO.

03. Cuoci a 200 °C per circa 20 minuti e comunque fino a rosolatura. A metà cottura togli la carta da forno, gira le frittelle e spruzza altro olio EVO.

04. Servire le frittelle ben calde, rosolate fuori e morbide all'interno.

Chips di Cavolo in Foglie

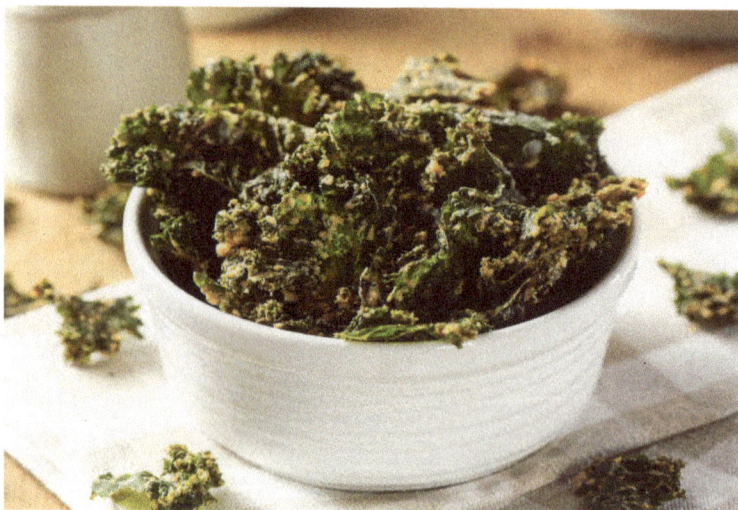

15 minuti – 2 persone

Ingredienti

- 1 cavolo in foglie
- 2 cucchiai di olio EVO
- 1 cucchiaino di sale

Preparazione

01.   Inizia lavando e asciugando molto bene il cavolo.
02.   Con l'aiuto di un coltello affilato, affetta il cavolo
      in foglie di media grandezza. Tieni presente che le

foglie fritte si disidrateranno e si ridurranno durante la cottura.

03. Metti le foglie di cavolo in una ciotola e aggiungi olio e sale. Con l'aiuto delle mani, ungi bene tutte le foglie, facendo attenzione a separarle tra loro in modo che si condiscano in modo uniforme.

04. Preriscalda il forno a 375 °F (190 °C). Riempi il cestello o il vassoio della friggitrice ad aria con le foglie di cavolo e cuoci per 5 minuti, assicurandoti di scuotere il cestello di tanto in tanto per favorire una cottura uniforme.

05. Durante la cottura, controlla che le foglie non si secchino troppo. Una volta cotte, servi le foglie di cavolo fritte ben calde come contorno o spuntino gustoso

Cavolo Dorato a Spicchi

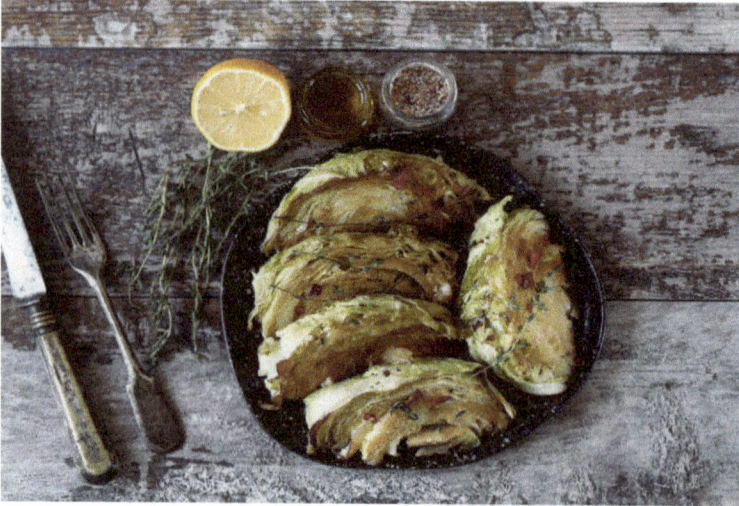

10 minuti – 2 persone

Ingredienti

- n. 1 testa di Cavolo
- 1 cucchiaio di olio EVO
- 1 cucchiaino di sale
- 1 cucchiaino di pepe
- 1 cucchiaino aglio in polvere
- 1 cucchiaino di fiocchi di pepe rosso arrostito

Preparazione

01. Tagliare con cura il cavolo in 4 parti e poi a spicchi spessi circa un centimetro. Mettere gli spicchi in una ciotola.

02. Con le mani o con un panno unto, ungere gli spicchi di cavolo con olio d'oliva e condire con le spezie desiderate.

03. Mettere i pezzi di cavolo conditi nella friggitrice ad aria e cuocere per 4 minuti a 350 °F (180 °C). Alla fine dei 4 minuti girare gli spicchi di cavolo all'interno del cestello e cuocere per altri 3 minuti.

04. Controllare il tempo di cottura e servire ben caldi e leggermente croccanti!

Cavoletti di Bruxelles Limone e Pepe

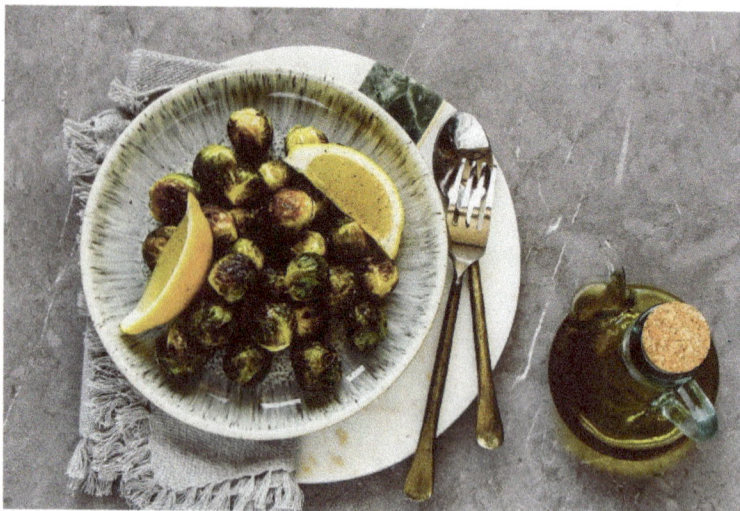

20 minuti – 2 persone

Ingredienti

- 500 g di Cavoletti di Bruxelles
- 1 cucchiaio di olio EVO
- 1 cucchiaino di sale
- 1 cucchiaino di pepe
- 1 limone

Preparazione

01.   Lavare e asciugare i cavoletti di Bruxelles.

02. A seconda della friggitrice ad aria, si possono cuocere interi oppure, con un coltello affilato, tagliateli in due parti.

03. Metteteli in una grande ciotola e ungeteli bene con olio d'oliva. Aggiungere sale e pepe a piacere.

04. Mettere nel cestello della friggitrice ad aria e cuocere per circa 8 minuti ad una temperatura di 390 °F (190 °C).

05. Dopo i primi 8 minuti, scuotere bene il cestello e cuocere per altri 8 minuti. Impiattare e servire.

06. Aggiungere nel piatto alcuni spicchi di limone per condire.

Chips di Barbabietola

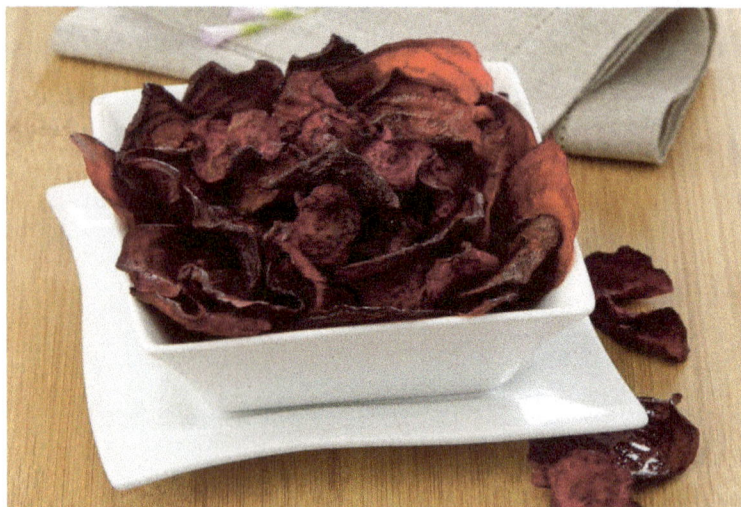

25 minuti – 2 persone

Ingredienti

- n. 2 Barbabietole intere
- 2 cucchiai di olio d'oliva
- 2 cucchiaini di sale fino
- Aceto balsamico in glassa

Preparazione

01.   Inizia sbucciando le barbabietole e poi affettale
      sottilmente con l'aiuto di una mandolina.

02. Rivesti le fettine di barbabietola con olio d'oliva e sale, assicurandoti che siano ben condite.

03. Metti le fettine di barbabietola nel cestello della friggitrice ad aria e imposta la temperatura a 310 °F (160 °C). Friggile per circa 20 minuti, girando le fettine ogni 3 minuti per garantire una cottura uniforme. Controlla il grado di cottura ogni volta e continua la cottura fino a quando le barbabietole sono perfettamente cotte e croccanti.

04. Dopo la cottura, non servire immediatamente, ma lascia che le barbabietole si raffreddino per diventare ancora più croccanti.

05. Aggiungi qualche goccia di aceto balsamico alle barbabietole croccanti e servile in una ciotola come un delizioso e sano snack o contorno.

Crocco Idea di Zucchine

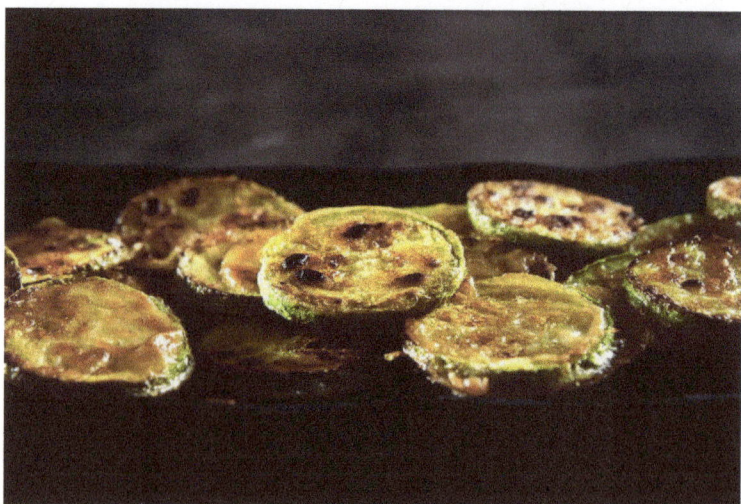

20 minuti – 2 persone

Ingredienti

- n. 2 Zucchine
- 2 cucchiai di olio d'oliva
- Aglio in polvere
- Spezie a piacere
- 30 g di pangrattato
- Mozzarella tagliuzzata

Preparazione

01. Tagliare le zucchine a fette sottili ma non troppo sottili.

02. Ungete le zucchine e conditele con le vostre spezie preferite prima di metterle sul vassoio della friggitrice. Puoi anche aggiungere un po' di pangrattato per aumentare la croccantezza.

03. Mettere nel vassoio della friggitrice ad aria e impostate la temperatura a 370 °F (190 °C). Cuocere per 5-7 minuti.

04. Al termine, cospargere un po' di mozzarella tagliata a pezzettini. Rimettere le zucchine nella friggitrice ad aria per altri due minuti, o finché il formaggio non si è sciolto.

05. Controllare la cottura e poi servire caldo.

Fagiolini aromatizzati al Burro

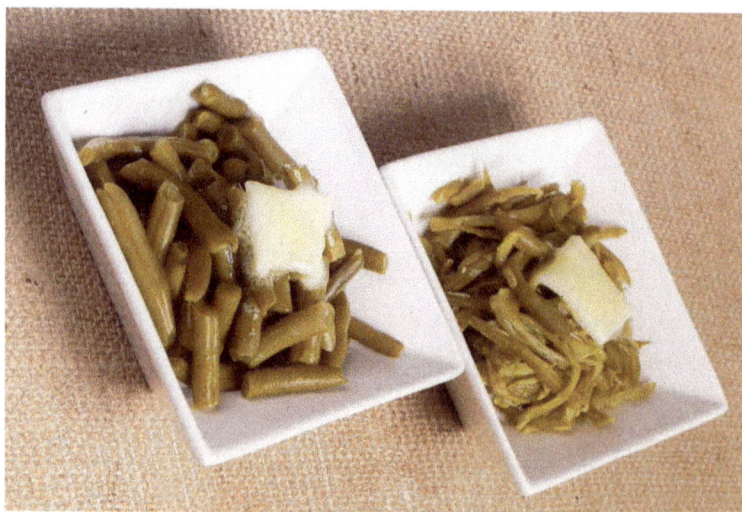

12 minuti – 4 persone

Ingredienti

- 300 g di fagiolini oppure due barattoli di fagiolini
- 2 cucchiai di olio EVO
- 1 cucchiaino di sale
- 2 pezzettini di burro

Preparazione

01.   Puoi utilizzare i fagiolini in barattolo. In alternativa
        inserisci i fagiolini in una pentola di acqua già in

ebollizione. Abbassa la fiamma e fai cuocere per 4 minuti fino a che non saranno teneri, senza però perdere la loro croccantezza. In entrambi i casi, scolali e asciugali bene.

02.   Ungerli con olio extravergine di oliva in una ciotola aggiungendo il sale.

03.   Preriscaldare la friggitrice ad aria e quando è a 350 °F (175 °C), mettere i fagiolini nel cestello e cuocere per 3-4 minuti.

04.   Quando sono cotti e ancora ben caldi, impiattare e aggiungere un pezzetto di burro in cima.

Frittura di Cimette di Broccoli

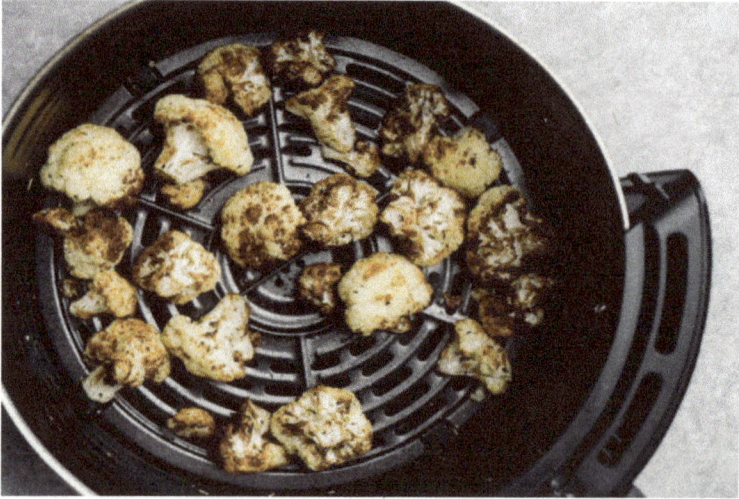

20 minuti – 2 persone

Ingredienti

- n.1 Broccolo
- 1 cucchiaio di olio d'oliva
- Farina di mandorle q.b.
- 50 g di Parmigiano

Preparazione

01.   Inizia lavando i broccoli e asciugandoli bene.

02. Successivamente, separa i broccoli tagliando le piccole cimette dai gambi più spessi.

03. Imposta la temperatura della friggitrice ad aria a 350 °F (180 °C).

04. In una ciotola, unisci le cimette di broccoli con l'olio d'oliva e mescola bene in modo che siano ben condite.

05. Spolvera le cimette di broccoli con del parmigiano e della farina di mandorla per arricchire il sapore e conferire una piacevole croccantezza.

06. Trasferisci le cimette di broccoli condite nel cestello della friggitrice ad aria.

07. Cuoci le cimette per 4 minuti, quindi dà loro una bella mescolata e prosegui la cottura per altri 4 minuti. Dopo un totale di 8 minuti di cottura, controlla il grado di cottura delle cimette.

08. Una volta pronte, servi le cimette di broccoli su un piatto come contorno gustoso e sano.

Zucchine farcite

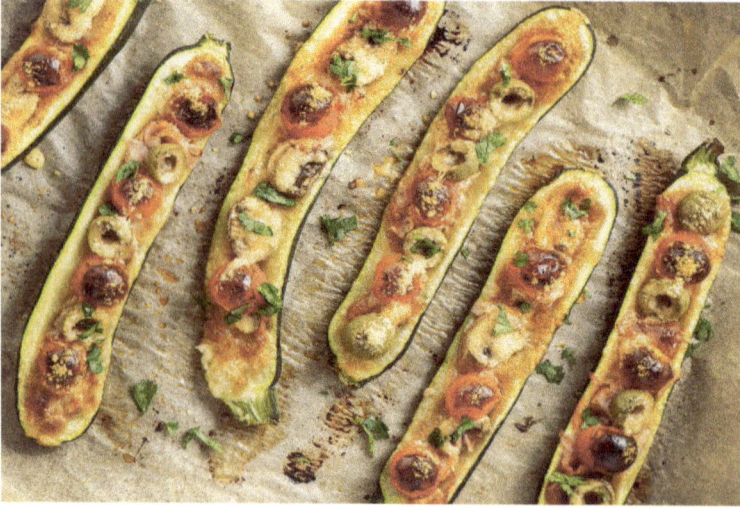

15 minuti – 2 persone

Ingredienti

- n. 3 zucchine
- mozzarella tagliuzzata
- passata di pomodoro
- olivi verdi denocciolate
- funghi sottolio

Preparazione

01. Inizia tagliando a fette i funghi sottolio e le olive verdi denocciolate.

02. Per preparare le zucchine, lavale, asciugale e tagliale a metà nel senso della lunghezza. Rimuovi la polpa centrale con l'aiuto di un cucchiaio, creando una cavità all'interno di ciascuna zucchina.

03. Riempi la cavità delle zucchine con la passata di pomodoro. Condisci la superficie con i pezzi di mozzarella, alcune olive verdi e le fette di funghi.

04. Ungi leggermente con le mani la parte inferiore delle zucchine per evitare che si attacchino alla friggitrice ad aria durante la cottura.

05. Cuoci le zucchine riempite nella friggitrice ad aria per 7 minuti a 350 °F (180 °C).

06. Quando la cottura è completa, la mozzarella dovrebbe essere fusa e dorata. Servi le zucchine ripiene ben calde come delizioso antipasto o contorno.

Peperoni Shishito Arrostiti

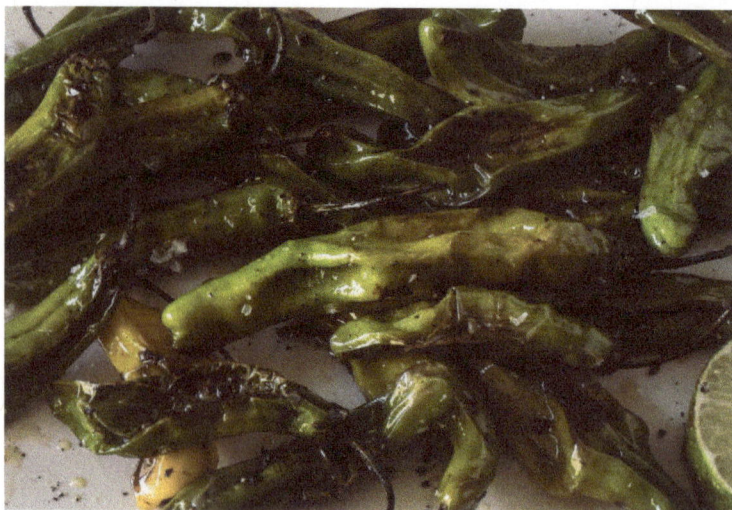

10 minuti – 4 persone

Ingredienti

- 1 confezione di peperoni shishito
- Olio d'oliva
- Sale
- Pepe a piacere

Preparazione

01.   Lavare e asciugare i peperoni.

02. Mettere i peperoni in una piccola ciotola e ungerli con olio d'oliva.

03. Salare e, se si desidera, aggiungere pepe a piacere.

04. Mettere i peperoni nel cestello della friggitrice ad aria. Impostando la temperatura a 380 °F (190 °C) e friggere per 5-7 minuti.

05. Agitare il cestello a metà cottura.

06. Servire caldi e croccanti.

Ceci Speziati

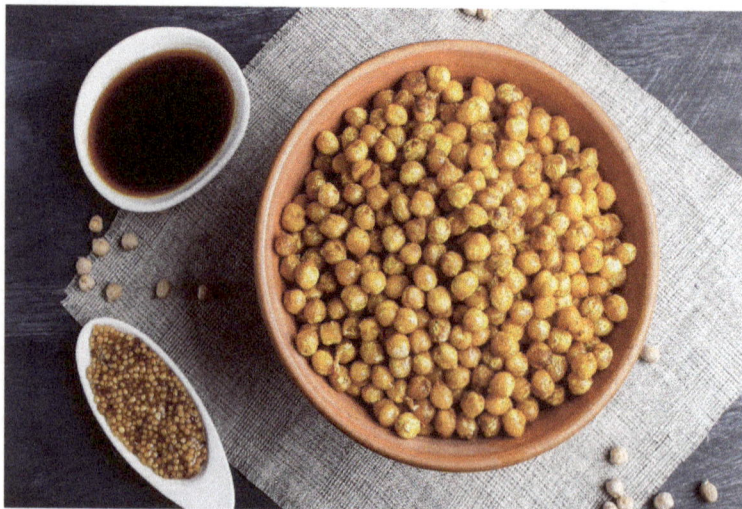

15 minuti – 4 persone

Ingredienti

- 400 g di ceci in scatola
- 2 cucchiaini di olio di oliva
- sale fino
- rosmarino q.b.
- pepe nero a piacere

Preparazione

01. Scolare i ceci utilizzando un colino e risciacquarli sotto l'acqua corrente per pulirli.

02. Cerca di staccare, se possibile, tutte le pellicine presenti sui ceci. Successivamente, asciugali bene.

03. In una ciotola, ungere i ceci con olio extravergine di oliva e aggiungere le spezie desiderate. Mescola bene in modo che i ceci siano uniformemente conditi.

04. Disponi i ceci conditi sulla teglia forata fornita con la friggitrice ad aria, collocandoli sul ripiano centrale. Cuocili per 12 minuti a 200°C.

05. Verifica la cottura dei ceci e assicurati che siano ben caldi.

06. Se desideri ottenere un risultato più croccante, puoi prolungare la cottura dei ceci di altri 2 o 3 minuti.

07. Servi i ceci ben caldi come spuntino sano e gustoso o come contorno per arricchire i tuoi piatti.

Polentina Tricolore

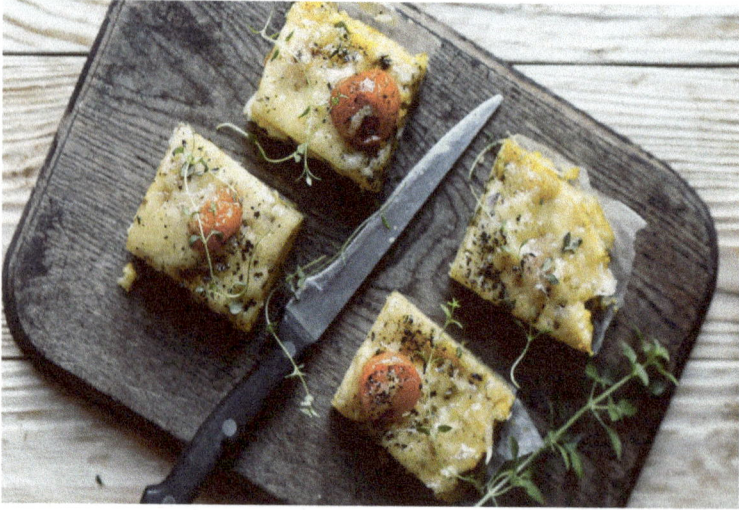

20 minuti – 2 persone

Ingredienti

- n. 1 confezione di polenta pronta
- pomodorini ciliegini
- mozzarella tagliuzzata
- basilico secco

Preparazione

01. Per velocizzare i tempi si consiglia una confezione
di polenta già pronta da tagliare a fette non troppo

sottili. Altrimenti si può fare in casa con acqua, sale e farina di mais stendendola su un vassoio, alta non meno di 1 centimetro per poi tagliarla a pezzi.

02. Spruzzare le fette con olio d'oliva e metterle nel vassoio della friggitrice ad aria.

03. Preriscaldare la friggitrice a 400 °F (200 °C) e cuocere la polenta per 5 minuti. Dopo 5 minuti girare le fette di polenta e continuare la cottura per altri 5 minuti.

04. Girare nuovamente le fette e condirle con mezzo pomodorino, la mozzarella tritata e il basilico secco.

05. Rimettere tutto nella friggitrice ad aria e continuare a cuocere alla stessa temperatura fino a quando la mozzarella sarà ben sciolta.

Gnocchetti di Tofu e Zucca

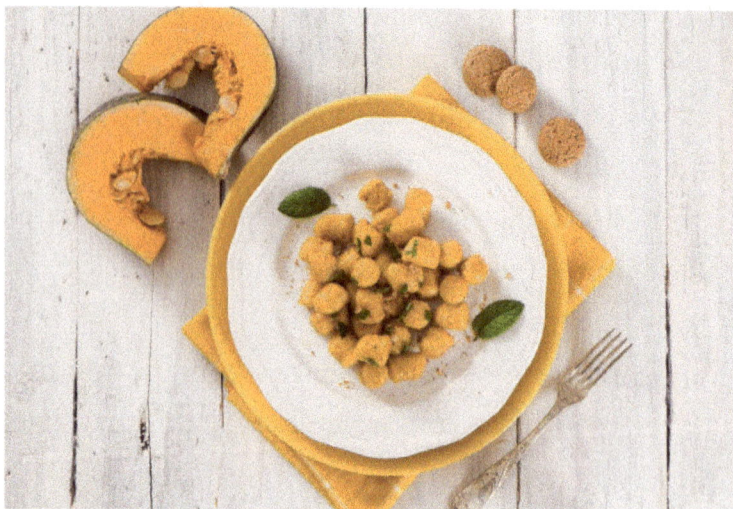

40 minuti – 4 persone

Ingredienti

- 350 g tofu al naturale
- 550 g polpa di zucca
- 130 g amido di mais
- 80 g farina di ceci
- basilico essiccato
- erbe aromatiche a scelta
- sale e pepe bianco
- parmigiano grattugiato

Preparazione

01. Cuoci la zucca fino a farla diventare morbida e asciutta.

02. Spezzetta il tofu, unisci alla zucca e riduci in purea.

03. Aggiungi la farina di ceci, l'amido di mais e amalgama fino ad ottenere un composto corposo e colloso. Aggiungi infine sale, pepe e basilico. Usa eventualmente altro amido di mais per addensare.

04. Crea gli gnocchi usando una sac à poche gettandoli direttamente nell'acqua in ebollizione. Una volta cotti, scola e fai raffreddare in una teglia larga.

05. Per la salsa, cuoci la zucca a pezzi in una pentola con poca acqua. Appena cotta, frulla e insaporisci con pepe bianco e spezie gradite. Regola la densità con l'amido.

06. In una teglia distribuisci gli gnocchi e la salsa e cuoci in friggitrice ad aria, già preriscaldata a 190 °C, per 10 minuti. Servi con spolverata di parmigiano.

Arancini di Riso Vegetariani

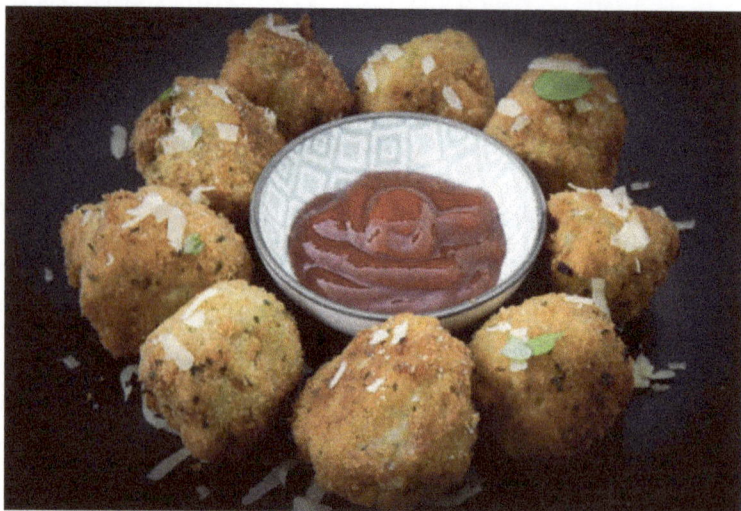

24 ore – 6 persone

Ingredienti

- 200 gr di riso integrale
- 1 bustina di zàfferano
- sale q.b.
- pepe nero abbondante

Ripieno

- 250 g cavolo riccio cotto
- 250 g di latte vegetale
- 50 g di amido di mais
- sale q.b.
- 80 gr di noci tritate

Preparazione

01. Frulla il cavolo fino a ottenere una consistenza omogenea. Aggiungi amido di mais, latte vegetale e sale al cavolo frullato e cuoci il tutto in una casseruola per qualche minuto finché il composto inizia a rapprendersi, simile alla consistenza di una besciamella. Aggiungi sale e noci al composto, mescola bene e raffreddalo in frigorifero per _ una notte.

02. Cuoci il riso con la stessa quantità di acqua per 40 minuti a fuoco basso e coperto. Unisci lo zafferano sciolto in un po' d'acqua, sale e pepe al riso cotto. Raffredda il riso in frigorifero per una notte.

03. Prendi il composto di cavolo raffreddato e forma 6 arancini, versando un cucchiaio di salsa di cavolo al centro di ciascuna pallina. Richiudi le palline per sigillare la salsa al loro interno e rimetti gli arancini in frigorifero per 30 minuti.

04. Prepara una pastella fluida mescolando la farina di riso con acqua e sale fino a ottenere una consistenza liscia. Immergi uno alla volta gli arancini nella pastella, facendo attenzione a eliminare l'eccesso di pastella. Successivamente, panna gli arancini con un composto formato da una parte di olio di semi di girasole e due parti di acqua.

05. Posiziona gli arancini nel cestello della friggitrice ad aria e cuocili a 200 °C per 12 minuti, girandoli a metà cottura per garantire una cottura uniforme.

06. Servi gli arancini caldi come delizioso antipasto o come piatto principale accompagnati da una salsa di tua scelta.

Cous Cous Mare e Monti

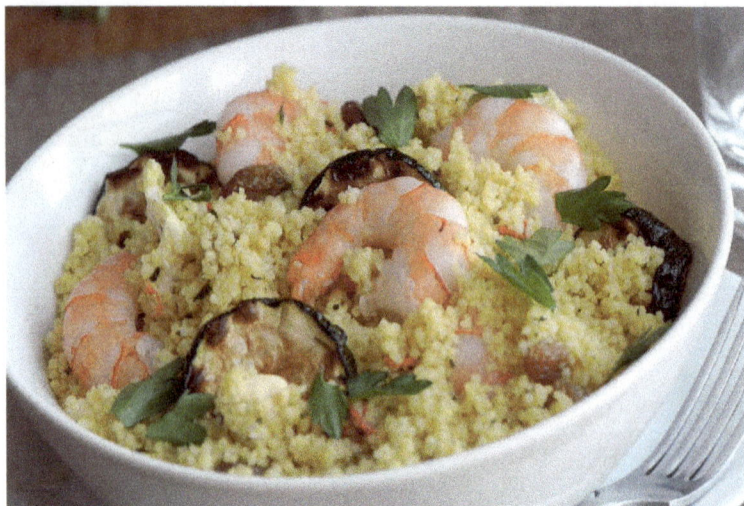

35 minuti – 2 persone

Ingredienti

- 180 g di cous cous
- n.1 zucchina
- 150 g gamberetti sgusciati
- Prezzemolo in foglie
- mezzo limone
- olio di oliva
- sale fino

Preparazione

01. Cuocere il cous cous seguendo le istruzioni sulla scatola. Sgrana il cous cous e lascia intiepidire.

02. Nel frattempo lava le zucchine e affettale sottilmente con una mandolina. Metterle sul cestello della friggitrice ad aria e condire con qualche spruzzo di olio EVO. Cuocere a 200° per 8 minuti girandole un paio di volte. Infine salatele.

03. Cuocere in padella i gamberetti sgusciati con poco olio e succo di limone, per circa 3-4 minuti.

04. Condisci il cous cous con le zucchine, i gamberi e aggiusta di sale. Unisci un po' d'olio EVO, mescola e ripassa per 2 minuti in friggitrice ad aria alla stessa temperatura. Mescola dopo il primo minuto.

05. Infine impiattare e aggiungere alcune foglioline di prezzemolo. Se gradito, si può servire anche freddo.

Polpette con Spinaci e Fagioli

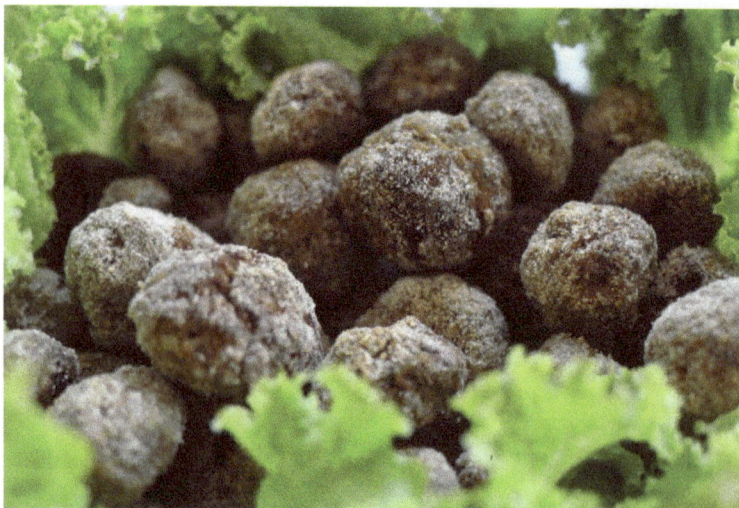

2 ore 30 minuti – 3 persone

Ingredienti

- 300 g porri
- 100 g spinaci freschi/surgelati
- 250 g fagioli cannellini
- 50 g di un cereale a scelta
- 20 g di farina di ceci
- sale e pepe bianco
- origano e timo

Preparazione

01. Trita grossolanamente i porri, i fagioli cannellini e gli spinaci. Unisci gli ingredienti tritati in una ciotola, aggiungi il sale e le spezie preferite. Cuoci il tutto a vapore fino a quando il composto non risulta asciutto e ben cotto.

02. Aggiungi il cereale di tua scelta, ad esempio grano saraceno, al composto e continua a mescolare finché il tutto inizia ad addensarsi.

03. Aggiungi la farina di ceci al composto e mescola con cura fino a ottenere una consistenza densa e compatta.

04. Fai raffreddare e riposare il composto in frigorifero per almeno 2 ore. Successivamente, forma delle polpette con il composto, infarinandole leggermente con farina di riso e adagiale su carta forno.

05. Spennella le polpette con un po' di olio extravergine di oliva e cuocile nel cassetto della friggitrice ad aria a 190 °C per circa 12 minuti, finché le polpette risulteranno dorate e croccanti.

06. Servi le polpette calde su foglie di insalata e con una salsa di maionese per accompagnare il piatto. Le polpette saranno un delizioso piatto vegetariano da gustare come antipasto o contorno.

Medaglioni Tricolore

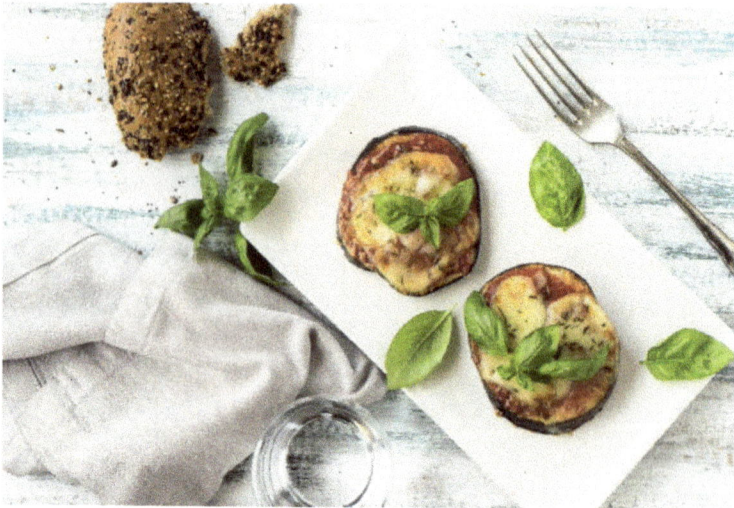

20 minuti – 4 persone

Ingredienti

- 3 grosse melanzane
- scamorza bianca
- passata di pomodoro
-

Pastella:

- farina
- acqua gasata
- sale e pepe bianco
- pangrattato per panatura

- foglie di basilico

Preparazione

01. Affettata le melanzane a rondelle di 5 mm di spessore.

    01. Adagiate le rondelle nel cassetto della friggitrice ad aria e cuoci a 200 °C per 7 minuti.

    02. Fai raffreddare e poi adagiale su carta forno. Sala leggermente e posiziona tra due rondelle di melanzana un cucchiaio di passata di pomodoro, e una fetta sottile di scamorza.

    03. Passa il medaglione così ottenuto nella pastella che dovrà risultare densa e poi pana con il pangrattato.

    04. Spruzza con olio evo e cuoci in friggitrice ad aria, senza sovrapporre i medaglioni, per 10 minuti a 200 °C avendo cura di girarli a metà cottura aggiungendo sulla superficie un po' di passata di pomodoro e un'altra fetta di scamorza.

    05. Servire i medaglioni ben caldi con foglie di basilico.

Polpettine Morbide e Succose

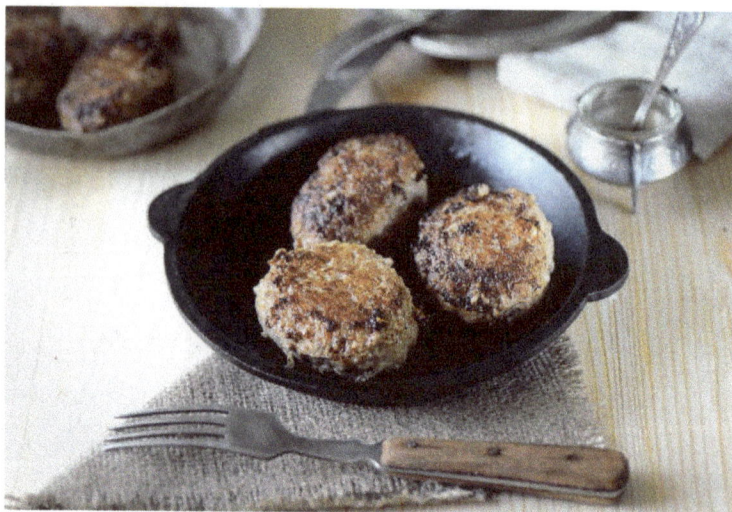

22 minuti – 2 persone

Ingredienti

- 500 g carne macinata
- n.1 uovo grande
- mollica di n.2 fette di pane
- 80 g di parmigiano
- sale e pepe nero
- aglio in polvere
- 1 cucchiaio d'olio EVO

Preparazione

01. Metti in ammollo la mollica di pane e poi strizzala.
02. Trita lo spicchio d'aglio.
03. Metti la carne macinata in una ciotola con un uovo grande, olio EVO, sale, pepe, formaggio grattugiato, mollica di pane e l'aglio tritato.
04. Amalgama bene tutti gli ingredienti affinché vengano assorbiti dalla carne. Il composto
05. deve risultare omogeneo e compatto.
06. Crea delle polpette (circa 16) e posizionale nel cestello sella friggitrice ad aria. Non serve spruzzare olio.
07. Cuoci 12 minuti a 180 °C, girandole a metà cottura. Le polpette devono risultare dorate ma ancora morbide e succose all'interno.

Uova in Camicia

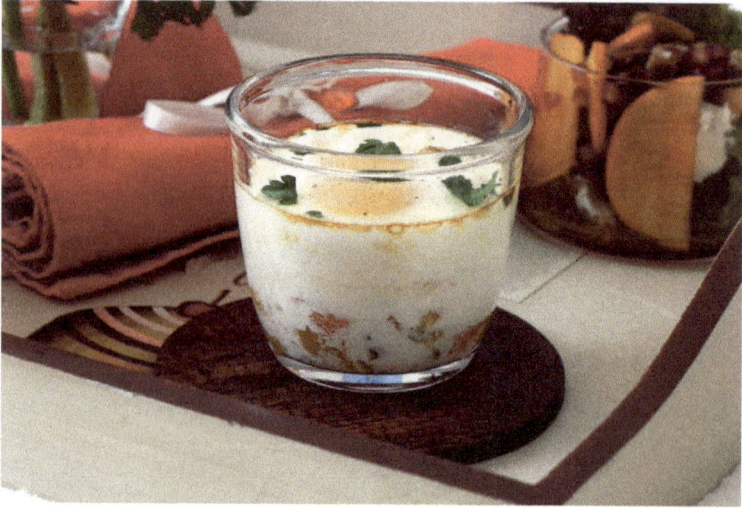

10 minuti – 4 persone

Ingredienti

- n. 4 Uova
- 4 stampi in vetro
- n.8 cucchiai d'acqua
- sale e pepe nero a piacere

Preparazione

01. Ungere gli stampini in vetro con olio d'oliva, poi rompere un uovo in ognuno.
02. Coprire le uova nei pirottini con circa 2 cucchiaini d'acqua.

03. Salare e mettere gli stampini nel cestello della friggitrice.
04. Impostare la temperatura a 360°F (180°C).
05. Cuocere per circa 5 minuti.
06. Scolare l'acqua residua e servire.
07. Aggiungere pepe a piacere.

Bocconcini Impanati di Pollo Senza Olio

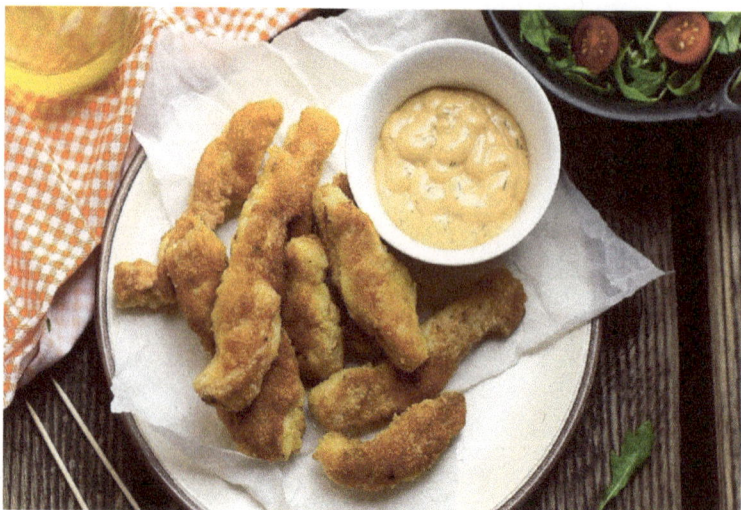

15 minuti – 3 persone

Ingredienti

- 400 g di petto di pollo
- 2 uova intere
- farina q.b
- pangrattato q.b.
- sale
- aglio in polvere e paprika
- Eventuale olio EVO spray

Preparazione

01. Inizia tagliando il petto di pollo in bocconcini omogenei e di dimensioni simili. Passali nella farina in modo che siano leggermente infarinati.

02. Sbatti le uova in una ciotola con un pizzico di sale, creando una miscela omogenea.

03. Prendi i bocconcini infarinati e immergili nell'uovo sbattuto, assicurandoti di ricoprirli bene con l'uovo.

04. In un altro piatto, prepara il pangrattato e aggiungi la polvere d'aglio e la paprika, mescolando bene per distribuire le spezie.

05. Passa i bocconcini di pollo imbevuti d'uovo nel pangrattato aromatizzato, facendo in modo che aderisca uniformemente a ogni bocconcino.

06. Posiziona i bocconcini di pollo impanati nel cestello della friggitrice ad aria.

07. Cuoci i bocconcini a 200 °C per circa 10 minuti, controllando la cottura per ottenere il grado di doratura desiderato.

08. Se desideri una maggiore croccantezza, puoi spruzzare leggermente con olio extravergine di oliva i bocconcini prima di iniziare la cottura.

09. Servi i bocconcini di pollo croccanti e dorati come delizioso piatto principale o come appetitoso finger food da gustare con salse o accompagnamenti a piacere.

Pane Farcito American Style

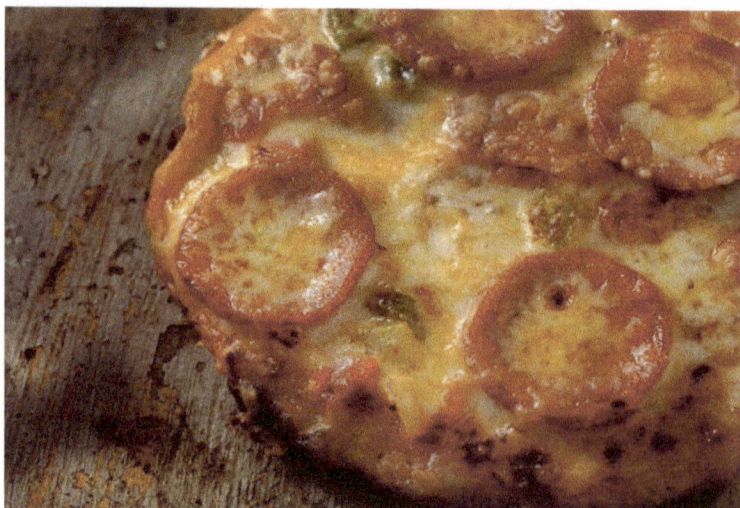

10 minuti – 1 persona

Ingredienti

- n. 1 fetta di pane rotonda
- 2 cucchiai di olio EVO
- Mozzarella tagliuzzata
- Salame "pepperoni" affettato
- Formaggio Cheddar

Preparazione

01. Prendete una grande fetta di pane e tagliatela a forma di un grande disco.

02. Spennellare la fetta di pane con olio d'oliva e metterla nella friggitrice ad aria per 3 minuti a 350°F (180°C).

03. Fermare la cottura e coprire con la mozzarella tagliuzzata, il salame a fette (piccante se gradito) e, se si desidera, qualche pezzo di formaggio cheddar.

04. Continuare a cuocere per altri 5 minuti alla stessa temperatura.

05. Verificare la cottura e servire ben caldo.

Sandwich al Tacchino

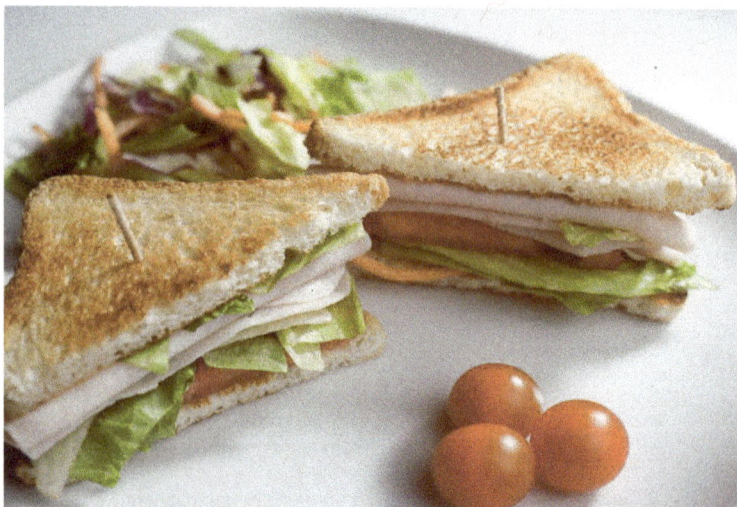

10 minuti – 2 persone

Ingredienti

- Pane a scelta
- Pancetta a fette
- Tacchino a fette
- Lattuga in foglie
- Foraggio Cheddar
- Pomodoro a fette

Preparazione

01. Impostare la temperatura a 350 °F (180 °C) sulla friggitrice ad aria.

02. Inserire nel cestello le fette di pancetta e farle cuocere (circa 2 minuti).

03. Sul pane precedentemente tostato creare strati di lattuga, pancetta, formaggio Cheddar, fette di pomodoro e tacchino.

04. Completare il sandwich con una seconda fetta di pane.

05. Metti il panino nel cestello per 3-5 minuti, o finché il formaggio non è completamente sciolto.

06. Dopo i primi due minuti di cottura è preferibile girare il panino.

Broccoli filanti in Casseruola

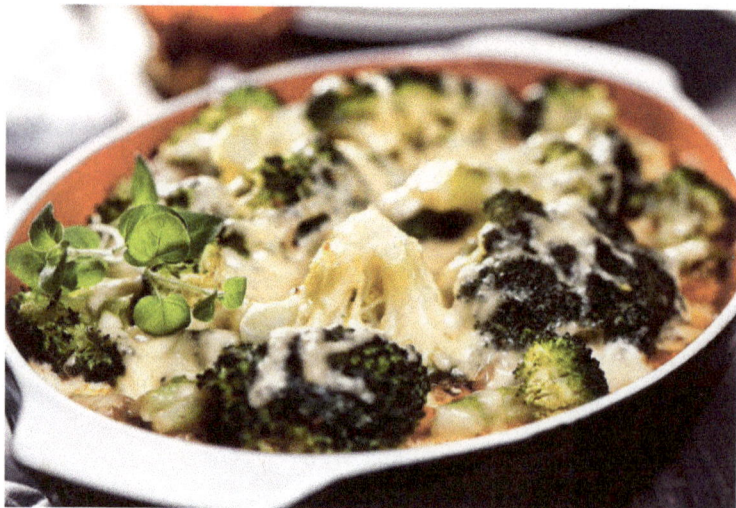

20 minuti – 2 persone

Ingredienti

- 450 g di cimette di broccoli
- 1/2 tazza di acqua
- 1/2 tazza di formaggio cheddar tagliuzzato
- prosciutto cotto a dadini q.b.

Preparazione

01.   Inizia tagliando i broccoli in cimette, pulendoli accuratamente e asciugandoli con cura.

02. Successivamente, taglia una fetta spessa di prosciutto cotto a dadini.

03. Metti i broccoli in un piatto adatto per il microonde e aggiungi circa mezza tazza d'acqua. Cuoci i broccoli nel microonde per circa 5 minuti, fino a quando risulteranno morbidi. Se preferisci, puoi cuocere i broccoli nella padella invece che nel microonde.

04. In una casseruola, unisci i broccoli cotti con il formaggio cheddar e i dadini di prosciutto cotto.

05. Cuoci il tutto nella friggitrice ad aria a una temperatura di 350 °F (180 °C) per circa 5-7 minuti. Quando i broccoli sono cotti, aggiungi altro formaggio cheddar sulla superficie, che si scioglierà con il calore.

06. Se desideri un rivestimento di formaggio croccante, prolunga il tempo di cottura per altri due minuti.

07. Servi questa deliziosa e cremosa preparazione di broccoli, formaggio cheddar e prosciutto cotto come gustoso contorno o piatto unico.

Plumcake con Mirtilli Rossi

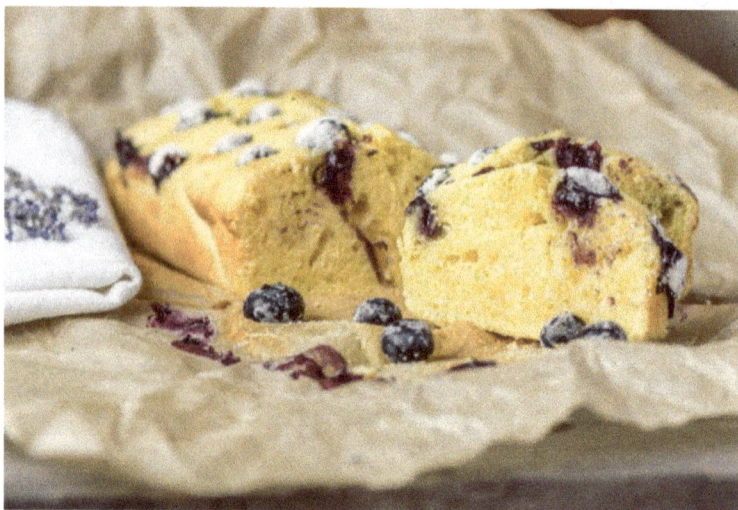

25 minuti – 4 persone

Ingredienti

- 180 g farina di grano saraceno
- 120 g farina di mais
- 20 g farina di semi di lino
- 200 ml di panna di soia
- 40 gr di sciroppo di riso
- 100 ml di mirtilli rossi ammollati e strizzati
- scorza e succo di 1/2 limone
- bicarbonato di sodio
- 1 bustina di cremor tartaro

- 300 ml di acqua gasata
- zucchero di canna in polvere

Preparazione

01. Versa in un recipiente le varie farine.
02. Aggiungi i 200 ml di panna di soia, lo sciroppo di riso e i mirtilli rossi. Mescola unendo un po' di acqua alla volta fino ad ottenere un composto colloso. La quantità di acqua dipende dal tipo di farina utilizzato.
03. Aggiungi infine il cremor tartaro e il bicarbonato di sodio, mescolando con cura dal basso verso l'alto.
04. Preriscalda la friggitrice ad aria a 180 °C e nel frattempo versa il composto negli stampi rettangolari da plumcake.
05. Spolvera la superficie con un po' di zucchero di canna e cuoci per circa 15 minuti a seconda della grandezza degli stampi. Prima di sfornare con lo stecchino controlla se l'impasto è asciutto.
06. Far raffreddare prima di servire.

Crostatine Avocado e Ciliegie

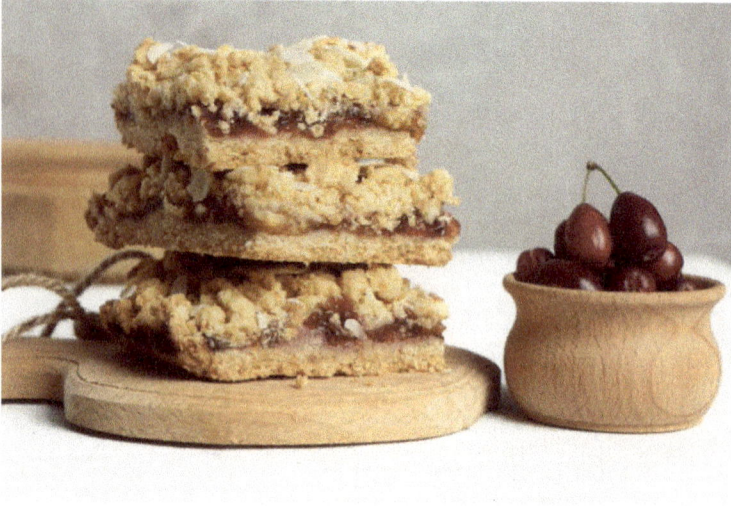

40 minuti – 5 persone

Ingredienti

- 100 g di farina di riso
- 100 g di farina di mais fioretto
- 20 g di farina di semi di lino
- 50 g di farina di mandorle
- 120 d di polpa di avocado maturo
- 50 g di sciroppo di acero
- succo e scorza di n.1 limone
- bicarbonato di sodio
- 35 ml di acqua gasata
- marmellata di ciliegie

Preparazione

01. Inizia tagliando la polpa di avocado a pezzettini e mettila in un recipiente. Aggiungi il succo del limone e, utilizzando una forchetta, riduci l'avocado in una purea grossolana.

02. Unisci le farine, lo sciroppo di acero, la scorza del limone e il bicarbonato di sodio alla purea di avocado. Mescola bene tutto insieme. Aggiungi l'acqua e impasta fino a ottenere un impasto morbido ed elastico. Stendi l'impasto su una spianatoia infarinata in modo da ottenere delle basi per le crostatine, con uno spessore di circa 5 millimetri.

03. Fodera gli stampi con l'impasto delle crostatine e bucherella la base con una forchetta. Farcisci le crostatine con la marmellata di ciliegie e poi sbriciola sulla superficie la pasta rimasta. Bagna la superficie delle crostatine con un po' d'acqua e posizionale su una teglia rivestita di carta da forno.

04. Cuoci le crostatine nel forno preriscaldato a 180 °C per circa 12 minuti. Sforna le crostatine, toglile dagli stampi e lasciale raffreddare. Ricorda che avrai bisogno di due cotture, quindi ripeti il processo con le crostatine rimanenti.

05. Servi queste deliziose crostatine all'avocado con marmellata di ciliegie come goloso dessert o merenda, accompagnate da una tazza di tè o caffè.

Muffin alle Carote

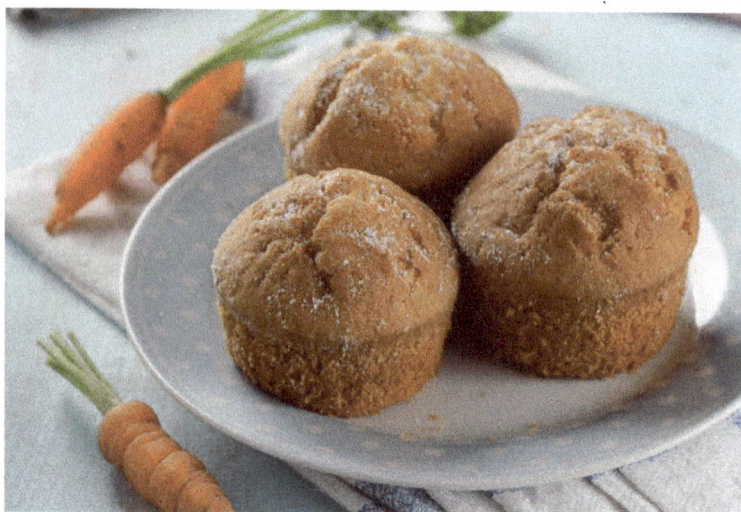

25 minuti – 10 dolci

Ingredienti

- 250 g di carote cotte
- 250 g farina grano saraceno
- 20 g farina semi di lino dorato
- 50 g farina di mandorle
- 125 ml di yogurt di soia
- succo e scorza n.1 limone
- 50 g di sciroppo d'agave
- 1 bustina di cremor tartaro
- bicarbonato di sodio

- 200 di acqua gasata

Preparazione

01. Frulla a crema le carote e lo yogurt e versa in una ciotola. Aggiungi le farine, il succo e la scorza di limone, lo sciroppo d'agave e una punta di bicarbonato di sodio.

02. Amalgama molto bene e aggiungi il liquore e l'acqua gasata poca alla volta ottenendo un composto corposo e colloso. Infine aggiungi il cremor tartarto e mescola con cura con una spatola dal basso verso l'alto.

03. Metti il composto in stampi piccoli, precedentemente oleati, e spolvera la superficie con farina di mandorle.

04. Cuoci in friggitrice ad aria preriscaldata a 200 °C per 15 minuti.

05. Prima di sfornare verifica che l'impasto dentro sia asciutto. Appena sfornati togli i muffin dagli stampini e fai raffreddare su una griglia.

Marina Maranza

Legale & Disclaimer

Il contenuto e le informazioni di questo libro sono stati forniti solo a scopo educativo e di intrattenimento, sono accurate al meglio delle conoscenze, informazioni e convinzioni dell'Autore. Tuttavia, l'autore non essere ritenuto responsabile per eventuali errori e/o omissioni. Usando i contenuti e le informazioni presenti in questo libro, l'utente accetta di ritenere indenne l'autore da e contro qualsiasi danno, costo e spesa, incluse le spese legali potenzialmente derivanti dall'applicazione di qualsiasi informazione fornita da questo libro. Questo disclaimer si applica a qualsiasi perdita, danno o lesione causata dall'uso e dall'applicazione, sia direttamente che indirettamente, di qualsiasi consiglio o informazione presentata. Il lettore accetta tutti i potenziali rischi che possono derivare dall'uso delle informazioni presentate in questo libro.

Milton Keynes UK
Ingram Content Group UK Ltd.
UKHW050703260923
429355UK00002B/24

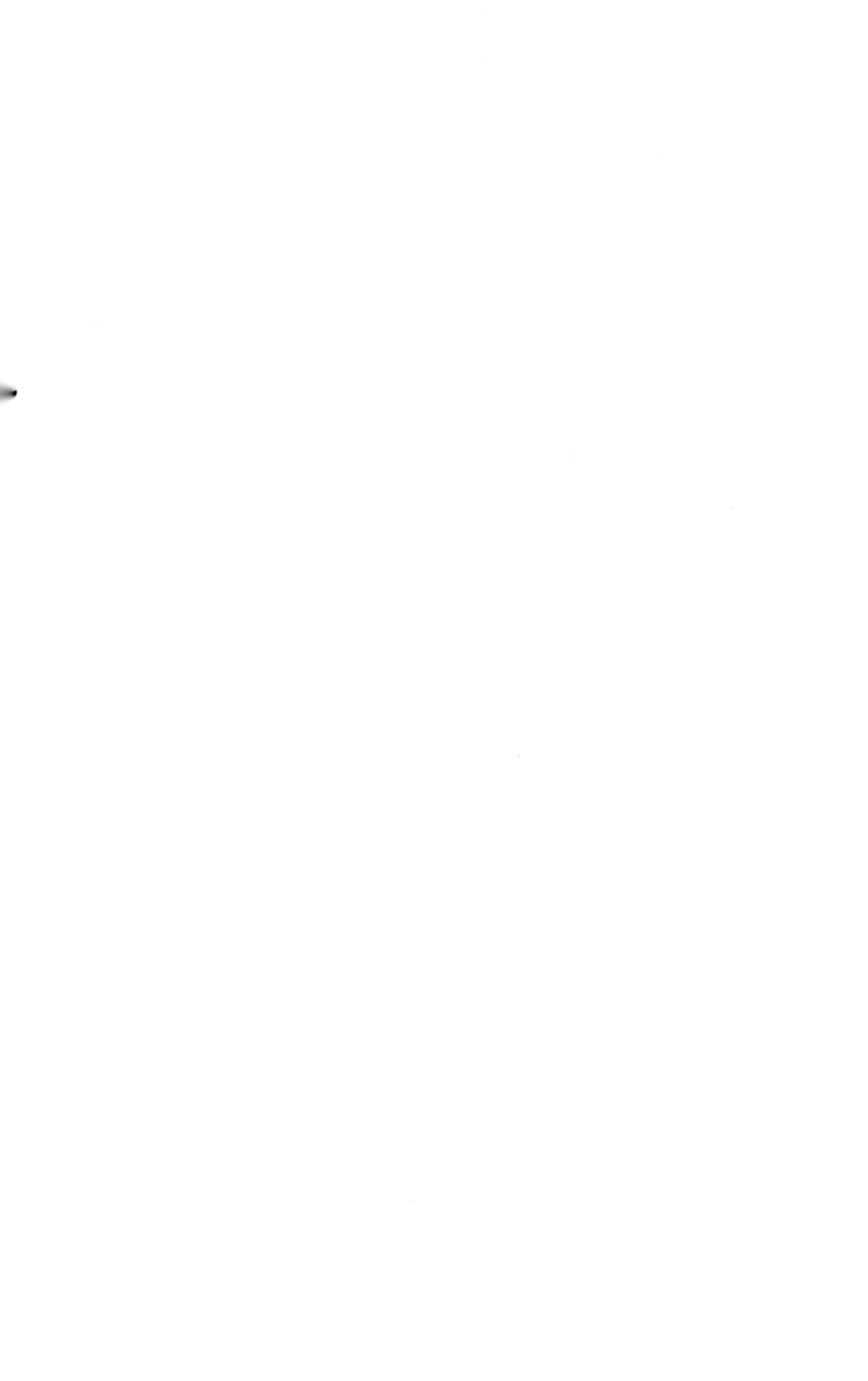

Milton Keynes UK
Ingram Content Group UK Ltd.
UKHW022014091024
449475UK00005B/91

9 781035 868995